AF250693

UN POINT

D'HYGIÈNE SCOLAIRE

LES POUX ET LES ÉCOLES

PAR

LE Dr A. AUBERT

Chirurgien de l'Antiquaille,
Agrégé de la Faculté de médecine de Lyon.

LYON

ASSOCIATION TYPOGRAPHIQUE

RIOTOR, RUE DE LA BARRE, 12.

1879

UN POINT

D'HYGIÈNE SCOLAIRE

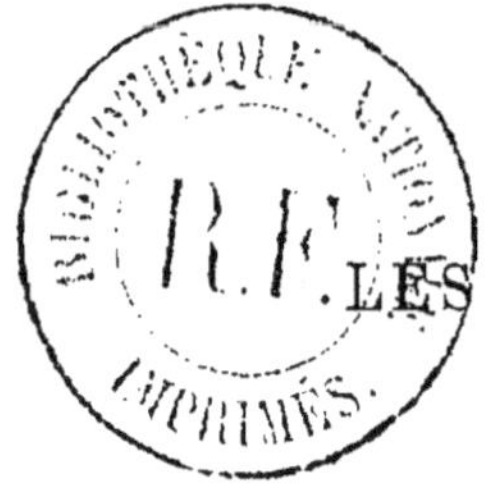

LES POUX ET LES ÉCOLES

Maintenant que, grâce à un récent concours, Lyon possède pour ses écoles des médecins inspecteurs, notre ville pourra non-seulement bénéficier des progrès réalisés en hygiène scolaire, mais verra éclore des travaux où seront étudiés les points nouveaux ou peu connus de cette hygiène.

Parmi les questions qui me paraissent devoir préoccuper tous les médecins, et spécialement ceux qui s'occupent d'enfants ou d'écoles, je dois signaler la question des poux, des poux de tête bien entendu, car les autres espèces ne se rencontrent que très-exceptionnellement chez les enfants.

La fréquence des affections pédiculaires et le nombre considérable d'enfants qui ont des poux ne s'expliquent pas seulement par la vitalité et l'excessive fécondité de ces insectes, mais aussi par le préjugé qui les protége et les considère comme peu nuisibles et même comme utiles à la santé. Ce préjugé est très-répandu à Lyon ; il n'est pas rare d'y entendre répéter comme un aphorisme que les poux sont la santé des enfants ; parfois quand je me renseigne sur les antécédents morbides, on me répond : Si mon enfant avait des poux, il ne serait pas malade. J'ai vu même des mères, poussées par le zèle et la logique de l'ignorance, semer des poux sur la tête de leurs enfants pour amener la guérison d'affections diverses des oreilles, des yeux ou des glandes lymphatiques. Or, loin d'être utiles à la santé, les poux sont positivement nuisibles, et on doit les considérer comme une cause directe d'éruptions cutanées, de dépérissement, d'engorgements ganglionnaires et comme une cause prédisposant à la contagion des teignes.

Après avoir énuméré leurs méfaits et avant de les décrire, je crois utile de donner une idée de l'excessive fréquence, dans les enfants du peuple, des poux et des affections pédiculaires.

Il résulte des recherches que j'ai pu faire dans un grand service que presque tous les enfants qui constituent la clientèle ordinaire des hôpitaux ont, ont eu, ou auront des poux.

J'ai voulu avoir des renseignements plus précis, et voici les chiffres recueillis. Sur 105 enfants pris au hasard, venus à ma consultation ou admis à mon service pour les causes les plus diverses, 8 seulement n'avaient ni poux ni lentes, et disaient n'en avoir jamais eu; 2 avaient pris des poux à l'école et ne les avaient gardés que quelques heures; 16 avaient actuellement la tête propre, sans poux ni lentes, mais disaient en avoir eu; 41 présentaient des lentes plus ou moins nombreuses, vestige incontestable de la présence antérieure du parasite; 37 enfin avaient des poux en quantité plus ou moins considérable. Sur ces 37 enfants, 9 étaient atteints d'un impétigo pédiculaire assez intense ; les autres présentaient, soit quelques pustules ou croûtes éparses, soit du prurigo ou du pityriasis pédiculaire.

La proportion des enfants complètement indemnes est donc, on le voit, de moins de dix pour cent. Cette petite statistique permet de comprendre que le contact d'autres enfants est une cause active de propagation du parasite; aussi, très-souvent, les parents interrogés sur ce point répondent : Mon enfant a eu des poux à partir du jour où il a fréquenté l'asile ou l'école.

J'ai simplement énuméré plus haut les maladies causées par les poux, il est utile d'aborder ce point important de la question avec quelque détail :

1° Les poux sont une cause d'affections du cuir chevelu malpropres et dégoûtantes.

Il ne se passe pas une consultation de l'Antiquaille sans qu'on amène un ou plusieurs enfants au teint pâle, aux joues amaigries; quelques lambeaux de linge sale percent sous le bonnet ou la casquette; lorsqu'on soulève le tout, c'est une odeur fétide et un spectacle repoussant, les cheveux en désordre sont agglutinés, pliqués, hérissés de lentes, et c'est dans toute la masse un fourmillement de poux. Instinctivement on recule et on se secoue.

L'écoulement et la fétidité de cette humeur sont une cause d'erreur et une origine de préjugé. Le public se figure que toute cette pourriture existait dans le sang et que c'est un grand bienfait d'en être débarrassé. Or, dans tous ces cas, l'humeur et la pourriture ne sont pas dans le sang et n'ont pas à en sortir, pas plus que le goût d'aigre ou de moisi que prend un vin généreux exposé à l'air ne préexistait dans le tonneau. Il faut craindre, au contraire, que le sang en circulant au contact de ces produits altérés qui recouvrent et ulcèrent la peau ne s'en imprègnent plus ou moins et ne s'altère à son tour, comme il faut craindre que le vin ne se perde et ne vienne à tourner ou aigrir dans un vase mal fermé.

Les faits que nous avons décrits ci-dessus sont les plus accentués, et déjà ils ne sont point rares ; mais plus nombreux sont les cas moyens où les mêmes lésions existent, mais éparses et discrètes, parfois même réduites aux formes sèches du prurigo et du pityriasis. Le cou, les épaules, parfois même la région de la ceinture sont également le siége de pustules éparses ou de papules de prurigo. La sécrétion, le prurit, l'ensemble de mauvaises conditions hygiéniques que suppose un pareil état expliquent que l'état général des enfants puisse être sérieusement influencé.

2° Les poux sont une cause de dépérissement et d'anémie.

Il suffit pour en être convaincu d'avoir vu à leur entrée les malades dont nous venons de parler et de les revoir après quelques jours de traitement. Le sommeil chassé auparavant par le prurit est revenu, les lèvres ont repris un peu de couleur et les joues un peu de plénitude et de fermeté; le poids du corps a augmenté dans une proportion sensible et qui rappelle ce qui se passe dans les convalescences. J'ai fait peser douze malades au moment de leur entrée et le jour de leur départ. Voici les résultats obtenus :

DURÉE DU SÉJOUR.	AUGMENTATION DE POIDS.
15 jours.	1,300 grammes.
10 —	1,500 —
22 —	700 —
8 —	1,000 —
37 —	2,500 —
60 —	2,900 —
14 —	1,800 —
10 —	1,000 —
27 —	4,100 —
17 —	2,500 —
15 —	1,800 —
14 —	1,100 —

La moyenne des chiffres ci-dessus donne une augmentation de poids de près de 90 grammes par jour, moyenne inférieure encore à la réalité, car je n'ai pas tenu compte du poids des cheveux et des produits de sécrétion enlevés par le traitement. Je me propose de compter les globules sanguins à l'entrée et à la sortie des malades, et je ne doute pas de trouver une sérieuse augmentation au moment du départ. L'anémie prédispose à des affections internes plus graves, et sans vouloir faire ici une énumération banale des inconvénients qu'elle peut entraîner, je rappellerai que mon collègue, M. Horand, a trouvé des albuminuries liées à l'existence d'impétigos pédiculaires. J'ai également observé des faits de ce genre, mais en nombre très-restreint.

3° Les poux sont une cause d'engorgements ganglionnaires cervicaux.

Tous les malades, sans exception, qui ont depuis quelque temps de l'impétigo pédiculaire, ont des ganglions occipitaux et cervicaux perceptibles au toucher. Cela indique un commencement d'irritation et de lésion, car à l'état normal, on ne peut pas sentir nettement sous le doigt le moindre ganglion. Le plus souvent, après la guérison des lésions cutanées, les ganglions diminuent lentement de volume et disparaissent ; mais chez les sujets prédisposés et scrofuleux, l'évolution pathologique se continue pour aboutir aux adénites volumineuses, suppurées, fistuleuses et à tous les stigmates indélébiles qui en sont la conséquence. Il est à noter que l'un des méfaits les plus graves que l'on puisse reprocher aux poux est précisément la cause principale de la faveur dont ils jouissent. Les irritations ganglionnaires, une fois provoquées et mises en train, évoluent lentement. Il arrive donc le plus souvent qu'au moment où elles atteignent leur plus complet développement et passent à l'état caséeux ou à la suppuration, l'affection cutanée provocatrice a depuis long-temps disparu. De là les gens concluent, avec une apparence de logique, que c'est la disparition des poux et de l'impétigo qui est la cause de tout le mal. Si dans la scrofule des classes riches, les ostéites et les arthrites se rencontrent presque exclusivement, alors que les adénites cervicales sont très-rares ; si ces adénites sont, au contraire, très-fréquentes dans la scrofule de la population hospitalière, c'est qu'il y a d'un côté un souci très-grand des soins de propreté et de l'éloignement des parasites, de l'autre une négligence trop fréquente de ces soins hygiéniques. Le soin de la peau et l'éloignement des parasites constituent la prophylaxie la plus efficace de l'une des manifestations les plus visibles et les plus désagréables de la scrofule.

4° Les poux prédisposent à la contagion et à la généralisation des teignes.

Les personnes qui assistent accidentellement à la visite de mon service s'étonnent de m'entendre prononcer quelquefois le mot de favus traumatique. L'expression peut surprendre, mais elle est juste et s'applique aux faits où un enfant ayant eu à la tête une plaie accidentelle par suite de coup ou de chute a vu se développer au point lésé une teigne faveuse. Il est bien certain que le traumatisme n'a point créé le parasite, mais il a constitué pour lui un moyen de fixation qui lui a permis de se développer à son aise. Ces faits, quoique exceptionnels, ne sont pas rares, et j'avais récemment dans mon service trois cas de teigne faveuse où cette origine était formellement accusée par les malades. Dans le même ordre d'idées, j'ai vu un favus limité se développer chez un enfant auquel on pratiquait des frictions d'huile de croton pour une pelade. Ces faits permettent de comprendre le rôle que joue l'impétigo pédiculaire dans la propagation du favus. Que des spores d'achorion tombent accidentellement sur une tête saine et propre, et il y a bien des chances pour que les germes soient entraînés mécaniquement et n'aient point devant eux les quelques semaines nécessaires à leur germination et à leur croissance. Si, au contraire, ces spores, que les poux transportent peut-être, trouvent dans le suintement ou les croûtes d'un impétigo des conditions de fixation et d'adhérence , elles auront le temps de germer et de s'implanter dans les bulbes pileux.

Depuis que mon attention est fixée sur ce point, je retrouve habituellement dans les antécédents des malades atteints de favus l'existence de poux et d'impétigo; souvent, du reste, ces malades portent simultanément les deux affections qui, loin de s'exclure, ne peuvent que se favoriser l'une l'autre. Pour le tricophyton tonsurans aux spores plus nombreuses, plus fines et plus promptes à se reproduire, l'existence antérieure d'un impétigo est toujours utile, mais bien moins importante que pour le favus.

Et maintenant la cause me paraît entendue, et je doute que les poux puissent trouver un défenseur ou un complice. Il faut les détruire, et je n'ai jamais vu que cette destruction entrainât pour un enfant le moindre inconvénient; je n'y ai trouvé, au contraire, que de sérieux avantages.

Je ne veux point aborder ici la question du traitement; au point de vue où je suis placé, il suffit de détruire les poux et de les empêcher d'émigrer sur les têtes encore indemnes. Les pommades mercurielles pourraient exciter quelque défiance, et de plus elles n'agissent pas assez rapidement pour prévenir les évasions, aussi je ne les recommande pas. Rien ne me paraît ici supérieur ni même égal à l'emploi des poudres insecticides qui sont inoffensives, faciles à trouver et d'une application aisée. Je soumets donc aux médecins inspecteurs des écoles les propositions suivantes :

Tout enfant qui a des poux en quantité notable et de l'impétigo pédiculaire sera temporairement, et jusqu'à guérison, exclu des asiles et écoles ;

Si les poux sont en nombre restreint et l'affection cutanée légère, on se contentera d'une application immédiate de poudre insecticide. Cette poudre fera partie du matériel scolaire.